OBSERVATION

DE

MAGNÉTISME OCCULTE,

PAR EMILE ROY,

Docteur en médecine, ancien chirurgien-major.

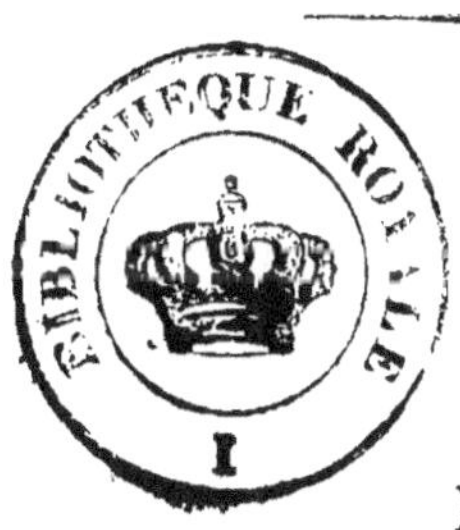

PARIS,

IMPRIMERIE DE BOURGOGNE ET MARTINET,

RUE JACOB, 30.

1840.

OBSERVATION

DE

MAGNÉTISME OCCULTE,

PAR EMILE ROY,

Docteur en médecine, ancien chirurgien-major.

Le vrai n'est pas toujours vraisemblable.

Lorsqu'on vient présenter au public l'exposé de faits en dehors des lois connues généralement ; que ces faits sont d'autant plus extraordinaires qu'ils semblent tenir du merveilleux et qu'ils se produisent fort rarement, il faut s'armer d'un courage plus que stoïque, et s'attendre à être en butte à tous les sarcasmes, à toutes les plaisanteries, à toutes les contradictions que l'on rencontre d'ordinaire quand on sort des limites des connaissances vulgaires pour s'élever dans des régions peu connues, dont la société ignore pour ainsi dire complétement la force des influences. Aujourd'hui personne ou presque personne n'ose croire aux miracles, aux inspirations divines, aux possessions diaboliques, aux apparitions d'esprits, aux prédictions extatiques, aux magies surtout, dont l'antiquité nous offre tant d'exemples surprenants. Dès qu'un homme vient annoncer au monde savant, ou plutôt au monde prétendu savant, un fait qui sort du cercle reçu, il est taxé de fou, de visionnaire, de maniaque, d'halluciné, quelquefois de charlatan, de fripon, d'assassin même, et les masses ignorantes, qui ne pensent que par le cerveau des hommes haut placés sur l'échelle scientifique, s'empressent de faire chorus avec eux. Cependant, le peu de gens qui se sont adonnés à l'étude de la philosophie occulte poursuivent leurs travaux mystérieux sans s'inquiéter du jugement des incrédules , des rires hébétés des sots, des attaques ridicules de l'ignorance envieuse ; et chaque jour des faits nouveaux, inouïs, viennent grossir l'énorme dossier des preuves irréfragables qu'ils ont accumulées en faveur de leurs opinions avancées. D'après ces considérations, je me plais à publier une expérience dont je suis l'objet depuis long-temps déjà, laissant à mes lecteurs le soin d'apprécier la valeur du cas chacun selon ses vues.

Après avoir quitté l'armée, je suis rentré le 1er décembre 1839, comme chirurgien-major en disponibilité, à Périgueux (Dordogne), pour m'y reposer des fatigues de la guerre au sein de ma famille ; je pris un logement en janvier 1840 chez M. Lavaud, mon ami et mon parent. Là, occupé de musique, de lectures agréables, environné de soins affectueux, que me prodiguaient des femmes aimables, je me trouvais heureux, lorsque, vers le mois de février, des bruits sourds tendant à nuire à ma réputation circulèrent dans la ville, et m'obligèrent de faire insérer dans les journaux du département des lettres de mes chefs qui devaient faire tomber la calomnie.

Cependant ce fut au mois de mars que trois magnétiseurs ambulants, amenés, payés par je ne sais qui, commencèrent dans l'ombre et d'une manière criminelle à me magnétiser à distance et à développer déjà des phénomènes que je ne pouvais m'expliquer, mais qui m'occupaient beaucoup ; ainsi alors j'entendais des personnes qui me calomniaient, mais je ne pouvais les distinguer ; j'éprouvais des maux de tête, j'étais inquiet, le système nerveux commençait à être dans un état d'irritation anormale, je ressentais enfin parfois des mouvements fébriles. Cet état se prolongea quelque temps sans me fatiguer beaucoup ; mais c'est en avril que j'éprouvai pour la première fois un accès de fièvre magnétique assez fort, puisque je me crus alors menacé par ma famille tout entière, dont les voix m'arrivaient parfaitement semblables à celles que je connaissais, mais surtout par mon frère, qui semblait me provoquer.

Mon frère, ainsi que toute ma famille, me chérissait alors comme aujourd'hui, j'en ai eu des preuves manifestes, et cependant, la tête en feu, dans un état de délire, l'estomac surexcité, le pouls agité, et quelques autres symptômes secondaires me tourmentant, je me rappelai avoir dit à ma cousine, madame Lavaud, en présence de ses filles : « Mon frère vient me braver ; il me menace, il me provoque, je ne tirerai pas le premier, mais, s'il veut se battre, je ne recule jamais. » Eh bien, mon frère m'aimait alors, comme il l'a toujours fait, et c'étaient les misérables magnétiseurs occultes qui commençaient à me tenir en rapport.

Tourmenté plus tard par des voix qui m'insultaient, me menaçaient, surtout la nuit, et croyant que la famille Lavaud, dont on imitait les voix à s'y méprendre, me trahissait, je quittai cette maison, qui m'avait comblé de bontés et de soins affectueux, pour prendre un logement où j'occupai seul au premier de vastes chambres.

Quelque temps après mon changement de domicile, les trois misérables qui m'ont rendu si malheureux depuis, et qui avaient calculé d'avance l'avantage qu'ils trouveraient à m'isoler pour arriver plus facilement à leur coupable but, puisqu'ils avaient cherché à obtenir ce résultat, prirent tous leurs moyens pour agir ; et après avoir essayé, sans aucun doute, nombre de fois à me placer sous leur influence, finirent par arriver à ce résultat vers la fin de mai. Alors, un soir, au moment où j'allais passer de la veille au sommeil, c'est-à-dire où ma volonté, mes forces réactives allaient m'abandonner momentanément, je fus magnétisé à flots, si je puis m'exprimer ainsi, et le lendemain je dépendais complétement de mes persécuteurs. C'est dire que trois étrangers, que je n'avais jamais vus, s'étaient emparés à mon insu, contre ma volonté, de ma liberté, tant morale que physique, qu'ils voyaient par mes yeux, entendaient par mes oreilles, touchaient par mes mains, etc.

que comme magnétiseurs ils pouvaient savoir tout ce que je faisais, tout ce que je pensais, et que moi je ne pouvais que les entendre, et encore cela était subordonné à leur volonté.

Ces phénomènes merveilleux auraient pu être supportés un moment, malgré le procédé infâme qui leur avait donné naissance ; mais que direz-vous d'une insomnie de dix jours, d'une céphalalgie des plus violentes, avec menace de congestion cérébrale, d'irritation gastro-intestinale grave, avec constipation des plus fatigantes, d'une activité musculaire si forte, que sans pouvoir manger j'étais constamment à courir de côté et d'autre sans pouvoir m'arrêter nulle part : enfin, je sentais, si cet état avait duré, la vie m'échapper.

J'ai douté, jusqu'au moment où j'ai éprouvé ces accidents, de la cause de ma maladie ; mais ces voix, qui venaient retentir à mes oreilles, et la présence d'un sieur Fugères, magnétiseur connu et opérant ouvertement à Périgueux, me firent penser que des ennemis cachés m'avaient fait magnétiser occultement ; et j'étais d'autant plus porté à avoir ces idées, que j'étais calomnié, menacé constamment, injurié, au point que dès le deuxième jour où je me vis sous une influence étrangère et criminelle, je me roidis contre les misérables qui m'avaient attaqué ainsi, et fis tous mes efforts pour les voir en face, mais ils restèrent cachés ; j'avais affaire à des lâches comme je n'en connus jamais.

Le lendemain ou le surlendemain, voulant connaître si le sieur Fugères avait figuré dans ce lâche attentat, je lui fis une visite et le priai de me magnétiser, voulant connaître s'il parviendrait à faire cesser ou à détourner le mal qui me tourmentait si violemment. Je ne pus découvrir là-dessus rien de ce que j'aurais désiré connaître ; il se contenta de me dire qu'il me magnétiserait à la société philologique. Je ne le revis pas depuis.

Quelques jours après celui où je me trouvai en rapport forcé avec les individus dont j'ai parlé, il se forma un aréopage que j'appellerai magnétique, et dont je ne puis indiquer la composition, puisqu'il est resté constamment caché ; mais croyant, malgré que ma position fût des plus légales, et que je puisse lever la tête partout, que les maçons périgourdins, trompés par de faux rapports, avaient voulu sonder ma conduite passée et présente, je voulus obéir à cet aréopage pour faire cesser le plus tôt possible le mal qui me tourmentait. Sur ses ordres je me rendis, quoique bien malade, chez le procureur du roi, le colonel commandant le département, et quelques autres autorités, pour leur rendre compte de ma conduite ; mais ces messieurs me renvoyèrent en me disant qu'ils n'avaient pas besoin de justification de ma part, et qu'ils ignoraient qui avait pu me porter à faire une pareille démarche : je répondis que j'avais l'idée qu'une société amie, que je ne nommais pas, m'avait forcé à ces démarches.

Je me rappellerai long-temps que pendant mon séjour chez le procureur du roi, j'étais assis en l'attendant vis-à-vis le buste de Napoléon, et pendant que je contemplais les traits du grand capitaine, une idée étrangère m'arriva malgré moi, et se développa dans mon cerveau ; elle est si obscène que je ne l'écrirai pas ici, mais je fus fixé alors sur ce que pouvaient faire des magnétiseurs criminels chez un homme qu'ils voulaient perdre, et dès ce moment je vis qu'ils ne pouvaient m'avoir que la vie, et que ma réputation d'honnête homme me resterait.

Deux ou trois jours après ces visites chez les autorités, toujours ordonnées par l'aréopage que je croyais maçonnique, je fus décrété par ce lâche tribunal comme atteint de folie et forcé de me retirer à ma campagne, à une lieue de Périgueux. J'obéis par bonté. Pendant ce voyage, insulté, menacé par les misérables magnétiseurs qui se disaient maçons, et centralisaient les voix de plusieurs personnes, accablé de douleur et d'ennuis, il m'a fallu toute la force d'âme d'un homme bien trempé, d'un vieux militaire, d'un père chérissant son enfant, pour ne pas me jeter dans la rivière ou me brûler la cervelle, surtout au moment où, arrivant près de la maison de mon père, j'entendis les voix de mes parents me dire que j'étais un réprouvé, que je ne pouvais vivre près d'eux, qu'il fallait

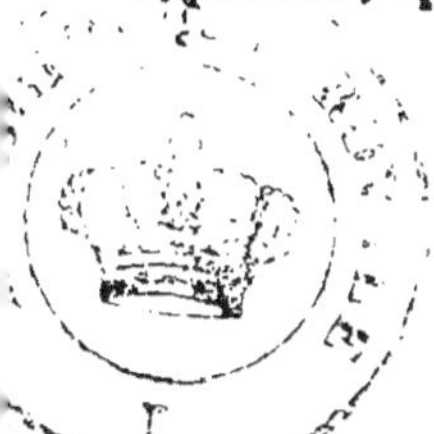

m'éloigner, ou qu'ils me tueraient. Tout cela était encore de la ventriloquie magnétique ou l'effet d'instruments qui produisent le même résultat en arrivant aux oreilles du magnétisé.

Arrivé dans ma famille, tout éplorée de ma fatale position, je fus obligé pendant douze jours de supporter les atteintes presque toujours douloureuses dont on se faisait un jeu de m'accabler ; affecté alors de gastro-entérite avec irritation cérébrale, à la diète depuis plusieurs jours, amaigri, affaibli au physique, j'ai constamment conservé ma volonté, quoiqu'elle ait été attaquée bien souvent. Là j'ai, dans les premiers moments de mon séjour, reçu l'envoi d'idées homicides relatives à mon père, d'idées obscènes relatives à ma mère, à mes sœurs ; j'ai été accablé d'idées calomnieuses ou des plus criminelles, et j'ai pu supporter cela sans succomber ; j'ai même fini par vaincre mes adversaires à cette époque dans une lutte si inégale.

De retour à Périgueux, je devais voir et connaître mes magnétiseurs ; mais toujours lâches jusqu'à la fin, ils n'ont jamais osé, pas plus que ceux qui les avaient laissés opérer, se déclarer les auteurs de cet acte infernal, et j'ai été trompé dans mon attente, cette fois comme tant d'autres.

Alors, sous le prétexte que ce rapport magnétique avait fait connaître ces phénomènes extraordinaires, ces trois magnétiseurs en question m'ont proposé un moment d'être dorénavant bienveillant, quoique toujours agissant dans l'ombre, si je voulais les seconder dans des expériences qui nous seraient profitables. J'ai accédé à cette proposition, croyant trouver le bien à côté du mal, comme cela arrive souvent ; mais, au bout de quelques jours, j'ai reconnu que j'étais joué continuellement, et qu'on cherchait encore, après m'avoir assassiné moralement, à m'humilier, à me déshonorer d'une autre manière. J'ai témoigné alors la volonté de n'avoir aucun rapport avec mes ennemis invisibles, et j'ai demandé instamment aux autorités de faire en sorte que je fusse débarrassé de ces gens sans pouvoir jusqu'ici l'obtenir.

Je pense bien que des effets si extraordinaires d'une cause peu connue ne seront pas acceptés par tout le monde comme le résultat d'expériences positives appréciées par un jugement sain et analysées par la froide raison ; cependant, à l'appui de choses si surprenantes, je pourrais citer les opinions de philosophes célèbres dans l'antiquité, de savants du moyen âge et d'habiles contemporains. Je me contenterai de prendre quelques observations de ces derniers, afin de les comparer à mon observation propre, avec laquelle elles ont un rapport saisissant.

Un journal quotidien, appartenant à la presse politique parisienne, citait il y a quelque temps un fait observé par M. le docteur Récamier, membre de l'Académie royale de médecine de Paris. Voici ce fait :

Un paysan, d'une bonne santé en apparence, éprouvait depuis quelque temps des insomnies auxquelles il n'avait jamais été sujet. Toutes les nuits, à une certaine heure précise, il entendait un bruit assourdissant de chaudron frappé vigoureusement ; et s'il dormait déjà, ce bruit l'éveillait ; s'il ne dormait pas encore, il était par cela privé de sommeil. Cet homme ne pouvait s'imaginer d'où lui venait un son aussi désagréable et aussi fatigant ; il pensait être atteint d'une affection de l'oreille ou même d'une maladie cérébrale. Ayant entendu dire que le célèbre docteur Récamier était venu visiter une personne qui demeurait non loin de chez lui, il prit la résolution de demander au médecin de la capitale quel était son avis sur la cause de ce qu'il éprouvait. Le célèbre docteur, en homme habile et expérimenté, lui fit plusieurs questions, sans pouvoir obtenir par les réponses des éclaircissements suffisants pour être fixé sur la nature de l'affection. Cependant, ayant résolu d'examiner le cas très sérieusement et avec toute l'attention digne d'un philosophe, il attendit que le bruit se répétât aux oreilles de son client. Cela arriva comme de coutume. Mais le patient seul était affecté du son de l'airain, qui n'était entendu par aucune des personnes qui se tenaient à côté de lui ; ce qui portait celles-ci à penser que ce malheureux était en proie à une hallucination voisine de la folie. Cependant de nouvelles questions adressées par le médecin amenèrent des éclaircissements à la suite desquels le pauvre homme recouvra sa tranquillité. Un certain forgeron, demeurant dans un village assez éloigné de la maison du patient, et qui voulait du mal à celui-ci pour des raisons peu majeures, s'amusait, dans le but de l'inquiéter, à battre un chaudron toutes les nuits, à la même heure; et bien que ce bruit ne pût être entendu par les gens non soumis à son influence, même à une distance peu considérable, le malheureux paysan l'entendait aussi clairement que s'il eût été dans la chambre même.

Le docteur ayant appris l'inimitié qui régnait entre ces deux hommes, et supposant la malicieuse influence de l'un sur l'autre, se rendit près du forgeron, l'intimida par ses discours, lui fit faire l'aveu de son acte magnétique, et l'épouvanta tellement par les menaces qu'il lui adressa, que le magnétisé fut désormais laissé en repos et n'a plus rien entendu depuis.

M. Ricard, directeur du *Journal du magnétisme*, demeurant rue Saint-Honoré, n° 373, que j'ai eu l'honneur de visiter, dit dans un ouvrage (1) qu'il a publié récemment :

« Une faculté dont je n'ai pas parlé encore, qui est pourtant
» commune à tous les somnambules, mais dont plusieurs ne
» veulent jamais user, c'est celle de procéder en mal à l'égard
» de certaines personnes à l'insu ou contre la volonté de leur
» magnétiseur. Il y a plus, quelques uns poussent la méchan-
» ceté jusqu'à tenter de nuire à leur magnétiseur même, alors
» que celui-ci n'a rien fait pour s'attirer leur haine.

» J'ai rencontré de ces méchants somnambules, mais je les
» ai toujours contraints d'arrêter leur mauvaise action, et je
» les ai souvent fait repentir de leurs desseins perfides en les
» foudroyant pour ainsi dire lorsqu'ils s'obstinaient à me ré-
» sister, et en leur laissant à eux-mêmes toutes les souffrances

(1) *Traité théorique et pratique du magnétisme animal*, 1 vol. in-8 de 556 pages, édité par Germer Baillière, rue de l'Ecole-de-Médecine, 17.

» qu'ils destinaient à autrui. J'avoue que, dans des cas sembla-
» bles, je n'ai jamais craint de sévir contre un sujet, quelque
» fâcheux que cela pût être pour lui dans la suite, aimant
» mieux lui faire subir la peine de sa faute, que souffrir le
» développement et l'usage de facultés nuisibles.

» Ce que je dis ici des sujets qu'anime le désir du mal me
» conduit à faire connaître les mauvaises influences que peu-
» vent exercer et qu'exercent effectivement par malheur cer-
» taines gens que la classe ignorante désigne encore sous l'é-
» pithète de *sorciers*. Ces gens qui exercent une action magné-
» tique réelle, sans se douter seulement qu'il y a un mot *ma-*
» *gnétisme*, ont la plupart une puissance terrible.

» C'est probablement cette action malfaisante, exercée par
» des êtres aussi criminels que méprisables, qui a inspiré les
» craintes qu'ont manifestées, relativement aux applications
» magnétiques, certaines personnes revêtues d'un caractère
» que nous respectons. C'est un malheur sans doute que
» l'homme puisse user ainsi en mal de la puissance qu'il a reçue
» de la nature, et, ce malheur, je le déplore tout le premier ;
» mais cependant quelle ne doit pas être notre admiration
» pour la sagesse infinie de l'être suprême, lorsque nous
» voyons que, dans sa toute prévoyance, il a placé constam-
» ment le remède à côté du mal. Ainsi, la THÉOMANTEIA (mala-
» die par laquelle on se croit ensorcelé) est aisément guéris-
» sable par le magnétisme, de même que les effets du poison
» peuvent être neutralisés par l'antidote convenable.

» Et parce que certaines substances peuvent être excessive-
» ment nuisibles, doit-on en interdire l'usage en médecine ?
» parce que l'aconit, la morphine, etc., peuvent frapper de
» mort, doit-on les répudier dans tous les cas ?...

» Et parce que quelques individus auront traîné dans la
» fange la robe honorable qui couvre leurs vices et leurs cri-
» minels desseins, devra-t-on mépriser et repousser de la
» société le corps auquel ils appartiennent ?... Parce que
» quelques *bonnets*, dans la fougue d'une passion coupable, au-

» ront abusé de la confiance qu'on leur a accordée, qu'ils se
» seront portés même à des excès de barbarie pour assouvir
» leur brutalité sauvage, devra-t-on crier *anathème* à leurs
» confrères vertueux ?

» En toute chose il y a du bon et du mauvais , car Dieu l'a
» voulu ainsi ; et ce qui est mauvais peut devenir bon, comme
» ce qui est bon peut devenir mauvais.

» Il faut donc reconnaître que s'il y a des abus dans la pra-
» tique du magnétisme, c'est qu'il peut y en avoir également
» dans toutes les pratiques possibles ; et que, conséquemment,
» les inconvénients que présente l'exercice de cette science ne
» doivent nullement nuire à sa propagation. Seulement c'est
» aux personnes qui ont besoin de recourir aux applications de
» l'agent vital que rien ne saurait remplacer, de faire choix
» d'un magnétiseur convenable.

» Quelques ignorants ont prétendu que le magnétisme est
» l'œuvre de Satan ; que les magnétistes sont des hommes im-
» moraux, irréligieux, qui cherchent à insinuer que les miracles
» de Jésus-Christ n'ont eu rien de supérieur à ce qu'ils opèrent
» eux-mêmes, etc.

» Je ne puis vraiment concevoir par quoi, à notre époque,
» on peut être poussé à un tel excès de déraison, si ce n'est
» par un fanatisme stupide, renouvelé du moyen-âge, qui s'é-
» pouvante de tout ce qui sort du cercle des connaissances
» vulgaires, et qui attribue follement au diable tout ce qui
» étonne l'homme dépourvu de lumières et de sens commun.

» De tous les magnétiseurs que je connais, je ne sache pas
» qu'il y en ait un seul dont les actes et les discours soient
» contraires à la morale, ou à la foi, ou à la charité ; je ne
» sache pas non plus qu'un seul ait jamais prétendu marcher
» sur les eaux ni ressusciter les morts.

» La puissance de certaines gens est d'autant plus grande,
» qu'ils ne doutent nullement de la faculté qui leur est propre
» d'opérer des effets extraordinaires. Ces misérables , si nous
» pouvions leur accorder rang parmi les magnétiseurs, seraient

»placés, sans doute, dans la classe des magnétiseurs spiritua-
» listes, mais ils formeraient une section à part, qui serait la
» contre-partie des autres, puisque tous les magnétiseurs
» spiritualistes, aussi bien les exégétistes que les spiritualistes
» de Lyon, agissent uniquement dans le but de faire le bien,
» et qu'ils croient que s'ils agissaient dans une intention con-
» traire, leur pouvoir serait annihilé.

» Les gens ignorants et grossiers, particulièrement ceux des
» campagnes, ne sont donc pas aussi loin de la vérité qu'on le
» croit dans la société éclairée, lorsqu'ils pensent que des in-
» dividus peuvent exercer sur eux, et principalement sur leurs
» enfants, des influences funestes; c'est ce qu'ils appellent
» *jeter un sort*. De là sont venues une foule de coutumes parmi
» eux, telles que de conduire le malade ou *ensorcelé* au devin,
» au curé de telle ou telle paroisse, de faire des neuvaines
» pour sa délivrance, etc.; toutes choses regardées par les
» hommes plus haut placés sur l'échelle sociale, comme ridi-
» cules et absurdes. Cependant, au fond, ces pauvres gens ne
» sont pas aussi dépourvus de bon sens qu'on veut bien le
» croire; et si nous leur refusons ce sens délicat et exquis qui
» vient de l'habitude de comparer pour juger, nous ne pou-
» vons pas, du moins, leur refuser une certaine vertu instinc-
» tive qui les porte à chercher le moyen de contrebalancer une
» puissance dont ils ne peuvent se rendre compte, mais dont
» l'existence leur est prouvée par les faits; et il est bien certain
» que, puisqu'un magnétiseur peut paralyser l'action d'un
» autre dont la volonté ne serait pas supérieure à la sienne,
» puisque dans le cas même où il aurait moins de force ma-
» gnétique, il peut avec le temps et la persévérance nécessai-
» res parvenir à dégager totalement un sujet du fluide dont
» celui-ci aurait été imprégné par un homme éminemment
» puissant; l'individu considéré comme *devin*, guérisseur ou
» *sorcier*, bien intentionné, le prêtre qui priera en faveur du
» patient, les gens qui, s'intéressant à la guérison, exerceront
» quelque pratique religieuse, le malade lui-même qui s'exal-

» téra par la prière ou tout autre moyen, ne manqueront pas
» d'obtenir l'expulsion du fluide nuisible que, dans des temps
» antérieurs, on appelait le *démon*. »

Je pourrais encore citer certains passages d'autres ouvrages
qui fourniraient des preuves que le fait dont j'ai à me plaindre
a eu déjà beaucoup d'analogues ; mais mon but étant plutôt
de signaler une machination infernale, et d'en demander ven-
geance à qui de droit, que de faire ici de l'érudition et de la
littérature, je me bornerai à conclure :

1° Que rien n'est plus malheureux, plus épouvantable,
plus infâme, que ces actes occultes exercés par des misérables
qui font la honte de la société, et qui semblent jetés sur cette
terre comme des fléaux du ciel, tout exprès pour porter dans
le sein des familles et dans les cœurs des honnêtes gens la dé-
solation et le malheur.

2° Que tous les moyens possibles devraient être employés
par les gens de la loi, concurremment avec les hommes de
science, pour découvrir les fauteurs de semblables crimes, et
sévir contre eux d'une façon exemplaire, afin d'empêcher que
de semblables tentatives pussent jamais se renouveler.

3° Que le magnétisme ostensible, tel qu'il est pratiqué et
enseigné par des hommes de mérite et de probité, doit être
encouragé et soutenu par le gouvernement, afin que l'on puisse
combattre avec succès les perfides influences du magnétisme
occulte.

4° Enfin, que tout médecin, tout savant, tout philosophe,
devrait à l'avenir consacrer une partie de ses veilles à l'étude
si curieuse des phénomènes les plus surprenants qui puissent
s'offrir à l'esprit humain.

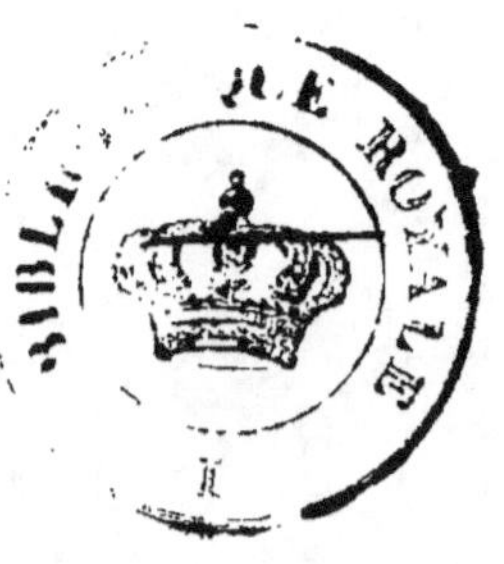

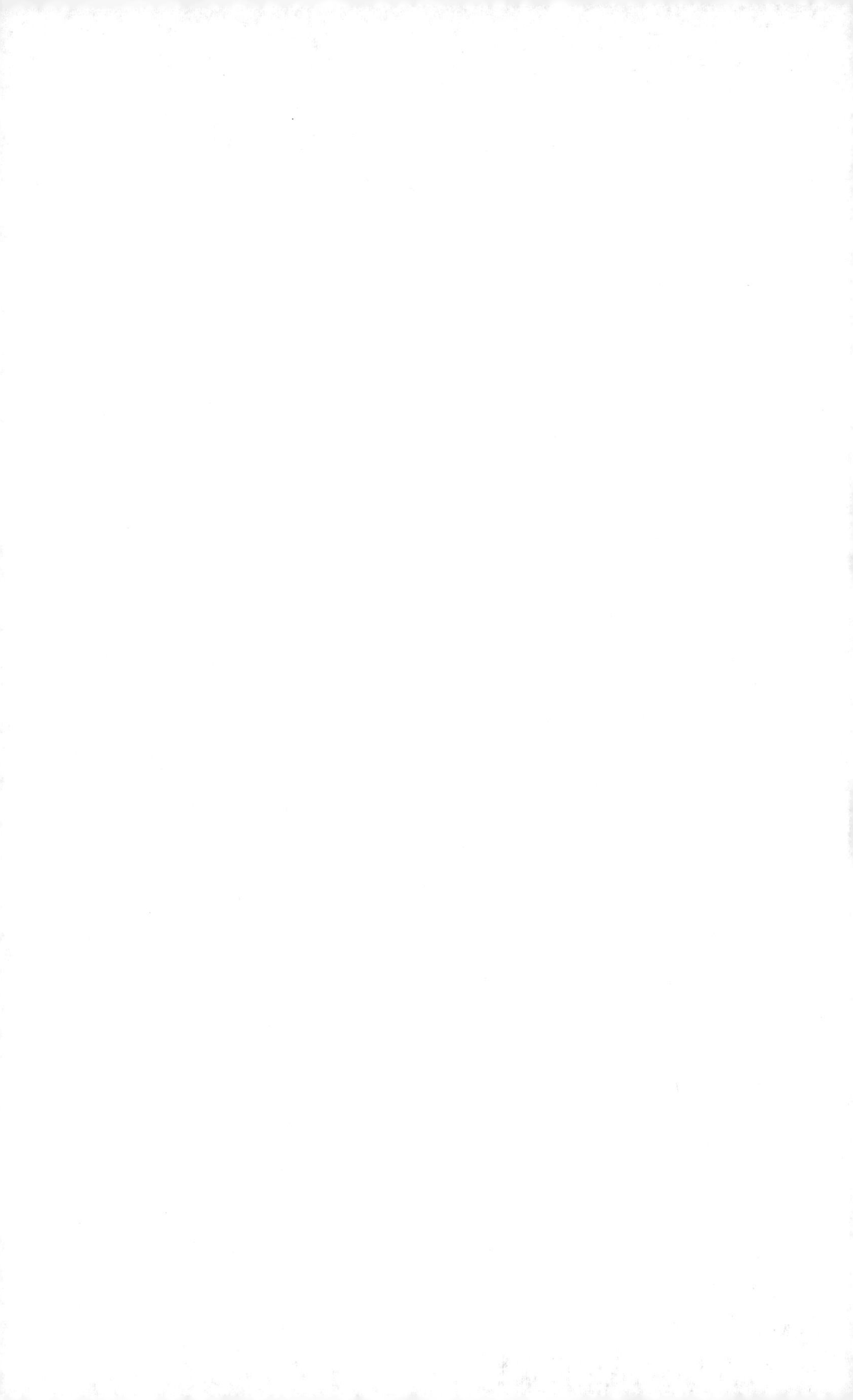